TRAITEMENT SPÉCIAL

DES

MALADIES DE POITRINE.

DE LA PHTHISIE PULMONAIRE

ET DE SA GUÉRISON,

PAR

LE DOCTEUR EMMANUEL PERROT,

PROFESSEUR PARTICULIER DE PATHOLOGIE ET DE THÉRAPEUTIQUE SPÉCIALES,
MÉDECIN DU BUREAU DE BIENFAISANCE DU DOUZIÈME ARRONDISSEMENT DE PARIS, ETC. ;
MEMBRE DE PLUSIEURS SOCIÉTÉS SAVANTES.

Prix : 1 franc.

PARIS,

CHEZ L'AUTEUR, RUE SAINTE-ANNE, 18,

ET CHEZ A. RENÉ ET Cie, IMPRIMEURS ÉDITEURS,

32, RUE DE SEINE.

Consultations tous les jours , excepté le dimanche, de onze à deux heures , rue Sainte-Anne, 18, près le Palais-Royal.

DU TRAITEMENT SPÉCIAL

DES

MALADIES DE POITRINE

ET DE

LA GUÉRISON DE LA PHTHISIE,

PAR

LE DOCTEUR EMMANUEL PERROT,

PROFESSEUR PARTICULIER DE PATHOLOGIE ET DE THÉRAPEUTIQUE SPÉCIALES,
MÉDECIN DU BUREAU DE BIENFAISANCE DU DOUZIÈME ARRONDISSEMENT DE PARIS, ETC. ;
MEMBRE DE PLUSIEURS SOCIÉTÉS SAVANTES.

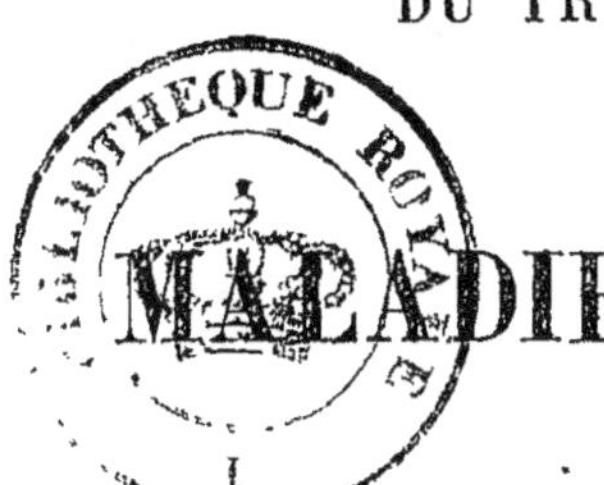

Il y a quelque mille ans, un des plus infatigables génies trouvait déjà la vie courte, comparativement à l'étendue de la science et au fonds inépuisable qu'elle offre à l'exploration des hommes avides de connaître. *Ars longa, vita brevis*, a dit le vieillard de Cos ; et cette célèbre parole, après plus de vingt-deux siècles, n'a, ce nous semble, rien perdu de sa vérité. Elle doit être plus frappante, aujourd'hui qu'une direction nouvelle, imprimée aux recherches des savants, a tellement élargi le champ des connaissances humaines, qu'une intelligence exceptionnelle, un travail assidu, avec la vie la plus longue, ne sauraient plus suffire, je ne dis pas pour embrasser toutes ces connaissances, mais seulement pour atteindre aux limites connues dans chacune des parties dont se compose une seule d'entre elles. On ne voit plus de ces érudits universels qui faisaient l'admiration des temps passés ; on n'est plus guère à la fois grand physicien, habile chimiste et géomètre profond. On peut même dire que de savoir se restreindre et concentrer ses efforts est, de nos jours, le signe d'un bon esprit, et, dans toute chose, une première condition de succès.

Depuis qu'une voie plus féconde et plus sûre a été ouverte aux investigations de tous genres, par la méthode baconienne largement appliquée, les travailleurs, Dieu merci! n'ont pas manqué à la tâche : on sait la masse indigeste de faits qu'a produite leur labeur. On a pu craindre un instant que tant d'efforts n'aboutissent qu'à la confusion scientifique, et qu'une seconde tour de Babel ne sortît d'un si grand nombre d'éléments hétérogènes. Chaque homme d'étude a fait, il est vrai, jaillir çà et là quelques étincelles de lumière ; chacun apporte encore à la masse commune sa

part de matériaux et de butin ; mais de cette lumière sans règle, sans direction, sans mesure, et de ces éléments sans base et sans lien commun
qui les unisse, il n'a pu naître que le singulier mélange d'une clarté qui
aveugle et d'une abondance où l'on reste affamé.

Cependant l'harmonie peut sortir du sein du désordre ; c'est la licence
qui provoque, qui enfante la loi, et l'on voit parfois l'abus conduire à l'u-
sage légitime et régulier. Eh bien, encore ici le remède a dû venir de l'ex-
cès même du mal. La science, heureusement, n'est pas destinée à périr ;
car elle est la vérité, et la vérité est éternelle. Une grande et heureuse pensée, une pensée organisatrice et vraiment scientifique, est venue présider
au débrouillement de ce nouveau chaos. Quelques hommes, parmi ceux
qui se livrent aux travaux de l'esprit, se distinguant surtout par la force,
la ténacité et une tendance franchement pratique, reconnurent enfin le
besoin, pour chacun, de resserrer, de limiter son activité au dedans d'un
cercle rigoureusement circonscrit. De ce besoin bien senti, déjà partiel-
lement satisfait, il est résulté , pour les arts industriels , la division du
travail, et les spécialités dans la science.

L'influence de la spécialité du travail sur le développement de l'indus-
trie est un grand fait historique unanimement apprécié ; elle a été ce puis-
sant moyen de perfectionnement auquel nous devons, tous les jours, tant
de merveilles.

Il est permis d'espérer que la division scientifique n'aura pas de moins
belles destinées. Produit de l'analyse, c'est par elle cependant, on incline à
le croire, que la synthèse , un jour , pourra se refaire. Elle est, il nous
semble, comme le travail préliminaire au moyen duquel la science se
réorganisera dans l'unité.

De se modérer, de se restreindre, de s'imposer des limites a donc été
un besoin, une nécessité, plus même, un progrès. Pour ne parler ici que
des sciences médicales, il a, de bonne heure, fallu tracer une ligne de dé-
marcation entre la chirurgie et la médecine proprement dite, malgré l'in-
contestable difficulté de désunir deux arts qui se prêtent un mutuel
secours et se supposent si souvent l'un l'autre. Or personne, que nous sa-
chions, ne s'est encore avisé de nier que les inconvénients attachés à cette
séparation ne soient plus que compensés par ses nombreux avantages.
Plus tard, les faits appartenant à de certaines classes de maladies, inter-
nes ou chirurgicales, s'étant accrus hors de proportion avec les faits des
autres classes, cette première division a elle-même été reconnue insuffi-
sante, et l'on s'est vu forcé d'admettre des subdivisions, des espèces dans
le genre, ou, ce qui revient au même, des spécialités. Cette classification,
sans doute, s'est faite lentement, de soi-même, sans qu'on osât la vouloir
ni la désirer ; et les spécialités médicales, utiles pour reculer encore les limites de la science, utiles, surtout, comme garantie de la valeur de ses
nouvelles données, sont réellement le produit de la nécesssité.

Oui, même en médecine, la distribution a été nécessaire, et ici, comme
partout, elle a donné des fruits abondants. La chirurgie comprend déjà
les maladies des yeux, celles de l'oreille, la lithotritie, la ténotomie ; la

médecine, les affections mentales, cutanées, scrofuleuses, etc., qui, naguère, simples chapitres dans la nosologie, forment aujourd'hui comme autant d'individualités distinctes, de sciences à part, cultivées et desservies par des hommes spéciaux, et montrant, par leurs acquisitions journalières, tout ce que l'on pourrait encore faire en ce sens, si l'on voulait bien n'exceller que dans quelque partie du grand art de guérir. La division est maintenant partout un fait accompli ; les sciences qui semblaient comporter le moins d'être fractionnées, sont divisées, subdivisées, et le sont avec avantage. Une fois engagé dans cette voie, on ne devait pas s'arrêter de si tôt ; car c'est la voie du progrès. Heureux les médecins qui le comprennent ! plus heureux encore leurs malades ! Ce sera pour plusieurs une cause de salut.

Il n'est sage, à notre sens, ni de rester immobile, ni de se trop hâter de suivre les novateurs audacieux : *In medio virtus*. Qu'on nous permette de le dire, nous croyons compter parmi les médecins heureux dont nous venons de parler. Nous avons compris, d'abord, que la division du travail était l'effet et tout à la fois le remède obligé de l'extrême diffusion de la science, de la science livrée aux investigations ardentes d'un nombre toujours croissant d'hommes intelligents et laborieux. Nous avons compris, de bonne heure, quelle était la conséquence inévitable de la science s'étendant sans cesse et s'agrandissant ; accumulant, par cela même, chaque jour, des richesses nouvelles, et devenant un magasin de faits tellement vaste et complexe, qu'il ne devait bientôt plus être possible à personne d'en étudier les détails. Nous avons compris, enfin, dès nos premiers pas dans la pratique de l'art de guérir, que les spécialités en médecine, qui, dans leur universelle application, ont d'abord rencontré parmi les docteurs des adversaires si décidés, n'étaient rien moins, après tout, que le résultat de la force même des choses, et une sauvegarde pour l'avenir.

Cette conception, naturellement, nous a guidé dans des travaux postérieurs à nos études générales de l'art ; nous les avons dès lors portés plus particulièrement sur une classe distincte de maladies. Le hasard, une propension instinctive et une certaine vocation peut-être, mais, avant tout, des circonstances favorables, qui nous avaient attaché au service d'un grand hôpital où abondent les affections pulmonaires, fixèrent notre choix sur celles-ci. Sans négliger l'ensemble de l'art, et tout en cultivant la médecine générale, nous nous sommes livré spécialement à l'étude des maladies thoraciques, et voué de préférence aux soins des malheureux poitrinaires. Nous n'avons point à le regretter ; des succès inespérés nous ont réjoui le cœur et récompensent encore journellement nos efforts et nos peines.

Nous remercions M. le docteur Dreyfus de ce qu'en rendant compte de notre méthode et des guérisons qu'elle opère, il nous a permis d'observer ici la réserve que tout homme aime à garder quand il parle de ce qui le concerne. Il ne nous appartient, du reste, ni d'accepter, ni de rejeter les éloges, trop flatteurs assurément, qu'il a bien voulu nous donner. Nous ne lui en sommes pas moins reconnaissant. Précieux par eux-mêmes, ils le sont, pour nous, d'autant plus que, d'ordinaire, M. Dreyfus ne les prodigue point, et que nous l'avons compté, lui aussi, parmi nos adversaires incrédules. Longtemps, comme il le dit, il a opposé le doute et la négation à ce qu'on lui rapportait des heureux effets de notre médication. Il a consenti finalement à se laisser convaincre, et nous traitons aujourd'hui, selon cette même méthode, un de ses proches parents que lui-même a confié à nos soins. De tous les titres et de toutes les pièces confirmatives que nous possédons, nous nous contenterons de rapporter le témoignage que ce médecin distingué vient de nous rendre, dans un des derniers numéros de la *Revue des Spécialités*. Laissons-le parler. Nous ajouterons seulement une courte symptomatologie, qu'il peut être utile de connaître.

SUR LA MÉTHODE CURATIVE ET PRÉSERVATIVE

DE LA PHTHISIE PULMONAIRE DE M. LE DOCTEUR PERROT,

(Extrait de la Revue des Spécialités.)

« De toutes les maladies, les plus communes, sans contredit, celles qui déciment le plus impitoyablement notre espèce, ce sont les maladies de poitrine, et en particulier celle connue sous le nom de *phthisie pulmonaire*. Cette dernière affection, surtout, est d'autant plus meurtrière qu'elle est plus obscure à son début, que ses prodrômes ressemblent davantage à ceux d'indispositions légères, que son invasion paraît en général peu alarmante, et qu'un de ses caractères principaux est de laisser très-souvent dans une inconcevable sécurité les malheureux qui en sont atteints. Le célèbre professeur de clinique médicale de Berlin, Hufeland, ne craint pas d'assurer que, d'après ses calculs, il y a, terme moyen, sur six cas de décès, un individu mort de consomption pulmonaire. D'autres, avec Sydenham, disent un sur cinq, et même un sur quatre. Cette énorme proportion d'un cinquième des hommes succombant à la phthisie n'a, cependant, rien qui étonne, quand on connaît l'étiologie des maladies pulmonaires ; quand on songe aux nombreux agents qui exercent une influence morbide sur les organes de la respiration, à la facilité avec laquelle on se prend, en général, de la poitrine, et à la gravité qu'affectent si souvent, tôt ou tard, ces simples rhumes en apparence si légers , et qu'on est si porté à négliger.

« Tous les médecins savent combien de ces personnes soi-disant enrhumées, qui ne croient avoir qu'un catarrhe, une insignifiante brónchite, sont, journellement, victimes d'épanchements pleurétiques , d'indurations purulentes du parenchyme des poumons , de fontes de tubercules , etc. C'est, sans doute, ce qui a fait dire au célèbre Tissot que ce qu'on appelle rhume fait plus de ravages, parmi les hommes, que les fièvres malignes et la peste.

« La phthisie pulmonaire et le perfectionnement des moyens curatifs à y opposer ont, de tout temps, fait l'objet des recherches des plus habiles praticiens. Ces recherches, on doit le croire, ne sont point demeurées sans fruits; et, cependant, dans cette France qui se glorifie avec raison, à plus d'un titre, des progrès que l'art de guérir a réalisés chez elle, quel est le médecin de cœur qui n'ait à chaque instant à gémir de se trouver sans ressources et comme désarmé en face de cette terrible maladie, chez nous réputée incurable? La médecine française proclame hautement, dans ce cas, l'impuissance radicale de la thérapeutique. Qu'est-ce à dire? Elle ignore donc qu'en des pays voisins des praticiens distingués, par la probité médicale autant que par le talent, s'honorent de guérisons obtenues dans les degrés divers de la phthisie pulmonaire? Non, le bruit en est quelquefois parvenu jusqu'à elle; mais, ayant perdu même la foi en une bonne thérapeutique, elle doute ou nie le fait : c'est facile, et surtout plus commode que de s'en assurer. Et, cependant, les nécroscopies n'ont-elles pas présenté, plusieurs fois, des poumons où de larges cicatrices montraient que des portions considérables de leur tissu avaient autrefois été détruites par la suppuration, sur des individus qui respiraient à souhait, et qui ont dû vivre longtemps après ce grand travail de régénération ! « On peut, dit le savant Hufeland, guérir toute phthisie pulmo-
« naire, même la phthisie purulente. Sans doute, ajoute-t-il, que, pour
« obtenir ce résultat, il ne faut pas, en entreprenant le traitement d'une
« phthisie, se figurer à l'avance, comme c'est ordinairement le cas, que
« la guérison est impossible ; car cette idée devenue dominante ôte au
« médecin le courage et les lumières qui lui sont ici plus encore qu'ail-
« leurs nécessaires. » J'ose le dire avec Hufeland, oui, toute phthisie est curable. Confiant en ce que j'ai vu, et m'appuyant d'ailleurs de l'enseignement de tous les grands praticiens qui disent avoir guéri des poitrinaires, je m'inscris formellement contre cette espèce de médecins Tant-Pis, qui, ne voyant dans la médecine que de l'anatomie pathologique et ce qu'il y a de plus matériel dans la détermination des maladies, croient avoir tout fait, pour me servir des paroles de M. Trousseau, si, dans les affections pulmonaires, ils ont scrupuleusement constaté le degré de la lésion. Et qu'ils ne viennent point nous opposer l'imperfection du diagnostic, dans les affections du thorax, avant la belle découverte de Laennec, ni l'impuissance où étaient, selon eux, les anciens, privés du stéthoscope et de la percussion, de distinguer, infailliblement et toujours, un catarrhe bronchique d'une phthisie, une simple blennorrhée pulmonaire d'une dégénération tuberculeuse ! On sait, comme eux, apprécier la valeur de la découverte moderne ; nous connaissons les services qu'elle a déjà rendus, et prévoyons ceux, plus grands, qu'elle pourra rendre un jour, quand, délivrée des exagérations contemporaines, elle ne dédaignera pas d'associer ses lumières à celles fournies par l'investigation de la médecine ancienne. Mais ce que je nie absolument, c'est que les médecins d'autrefois n'aient point été en état de distinguer, à coup sûr, une phthisie tuberculeuse, et que le mode d'observation des anciens maîtres soit inférieur à celui qui

6

est généralement en usage aujourd'hui. Je ne manquerais pas d'éléments
pour étayer ma négation, si ce pouvait être ici le cas d'entamer une dis-
cussion et d'établir longuement un parallèle. Contentons-nous, pour le
moment, d'en appeler au témoignage d'un homme de notre temps, dont
personne ne se permettra de mettre en doute , assurément, la science, le
talent, non plus que l'impartialité pour chaque chose et pour chacun.
« Lorsqu'on lit, dit le savant auteur d'un des derniers traités de thérapeu-
« tique et de matière médicale, lorsqu'on lit la *Phthisiologie* de Richard
« Morton , où ce médecin célèbre, compatriote et presque contemporain
« du grand Sydenham , proclame , en plusieurs endroits, la guérison de
« la phthisie, la première idée qui se présente, c'est que Morton , privé
« des lumières que nous ont fournies l'auscultation et l'anatomie patho-
« logique, prenait pour phthisiques des malades simplement affectés de
« catarrhes pulmonaires chroniques , et surtout de catarrhes purulents...
« Nul doute qu'il n'en soit ainsi pour quelques-unes des guérisons de
« Morton. Mais il est d'autant plus difficile d'admettre que toutes doivent
« être indistinctement ravies aux prétentions de ce praticien qu'il n'était
« pas sans très-bien connaître les causes, la marche, le sérieux pronostic
« et les lésions organiques de la phthisie tuberculeuse. On peut même
« dire qu'à l'exception des choses que nous a fait connaître la découverte
« de Laennec, Morton n'ignorait rien de l'histoire de la phthisie; qu'il
« avait parfaitement divisé le cours de cette terrible maladie en ses trois
« périodes naturelles fondamentales , division qu'il avait établie sur les
« degrés de formation , d'accroissement et de ramollissement de la ma-
« tière tuberculeuse... ; car de nombreuses autopsies lui avaient permis
« de constater et de décrire des faits et des particularités anatomiques
« très-exacts et surprenants pour l'époque où il vivait... C'est à l'en-
« semble des considérations , ajoute le même auteur, dont Morton tirait
« ses indications thérapeutiques qu'il devait sans doute les succès, qu'il
« a préconisés avec trop d'entraînement et de bonne foi pour qu'on puisse
« les nier; et c'est parce que nous sommes trop préoccupés des points de
« diagnostic local que l'anatomie pathologique et l'auscultation nous per-
« mettent d'étudier et de reconnaître; *c'est parce que nous concentrons*
« *toutes nos recherches sur des éléments de la phthisie qui, malheureu-*
« *sement, servent peu à éclairer le traitement*, que Morton nous était
« peut-être supérieur à cet égard... » Et plus loin : « Si un fait n'est pas
« douteux pour nous, c'est que la phthisie pulmonaire, moins bien connue
« autrefois dans ses caractères, ses variétés et ses phases anatomiques,
« l'était, en compensation, *beaucoup mieux dans son étiologie, ses varié-*
« *tés, ses phases pathologiques, ses indications thérapeutiques et son*
« *traitement.* »

Vous avez entendu , vous, qui prétendez trouver dans la mort tous les
secrets de la vie? Vous savez mieux que les anciens l'anatomie de la phthisie, si je puis dire, ce qu'elle a de matériel, de palpable en quelque sorte,
son anatomie pathologique , c'est-à-dire ce qui est objet de curiosité ou
tout au plus d'érudition, et qui sert peu ou point pour la guérison. Mais

les anciens savaient mieux que vous, beaucoup mieux, dit le savant professeur , les causes diverses de cette désastreuse maladie, ses différentes espèces, sa marche, les troubles fonctionnels qu'elle présente à chacune de ses périodes, les indications qui en ressortent, le traitement, et, en général, tout ce qui fait que le médecin guérit.

Le stéthoscope à la main, vous savez constater dans un poumon la présence d'une caverne et de tubercules plus ou moins nombreux ; vous avez lieu d'être satisfait : votre malade apparemment s'en trouvera bien soulagé ! Vraiment, vous pouvez indiquer du doigt le lieu occupé par l'horrible mal , tracer ses limites , en suivre de l'œil les ravages ! Après un tel effort, croisez les bras et reposez-vous ; c'est assez, sans doute, d'assister, en connaissance de cause, au dépérissement du malheureux qui vous demandait du secours !

La science est comme une chaîne dont chaque siècle concourt à former un anneau. Que l'expérience des temps passés serve de base aux acquisitions nouvelles; c'est ainsi que le sage, ou je me trompe, entend la médecine véritable. Il ne repousse point les progrès réels, les découvertes récentes sanctionnées par la pratique ; loin de là, il s'empresse de les accueillir pour les joindre à la masse des connaissances acquises. On ne peut que s'associer, sous ce rapport , à la pensée d'un des premiers thérapeutistes de notre époque : « Loin que les découvertes modernes fassent « dédaigner les principes consacrés par le temps , ajoutons les premières « à ceux-ci. Pour ce qui regarde la phthisie , c'est l'unique moyen d'utiliser nos acquisitions récentes. Seules, nous voyons assez, depuis vingt « ans, combien elles sont infécondes. »

Novi veteribus jungendi. Ainsi nous sommes-nous efforcé de faire, et cela même nous permet de dire : Oui, la phthisie est curable ; elle l'est encore dans la deuxième période, quand les tubercules se ramollissent, car elle peut être enrayée ; elle l'est même, quelquefois, dans le degré le plus avancé, car on voit des cavernes cicatrisées : mais elle l'est surtout à son début et quand elle existe à l'état latent, chez des sujets nés de parents poitrinaires et chez d'autres prédisposés, car elle peut être arrêtée jusqu'à la fin dans son développement. C'est encore Hufeland, avec Morton, Hoffmann , Bordeu et d'autres célèbres praticiens, qui va nous appuyer de sa grande autorité. « L'art, c'est ainsi que s'exprime le médecin de Frédéric-« Guillaume III, l'art peut également être ici d'un grand secours et préve-« nir le développement complet de la phthisie... C'est pour moi une vérité « qui m'a été confirmée par un grand nombre d'exemples, que, malgré « une disposition constante à la phthisie, il est possible d'empêcher la ma-« ladie de prendre une plus grande extension , et de faire en sorte que le « danger diminue à mesure que le malade avance en âge. » « Nul doute, « dit un autre maître fort compétent dans la matière, qu'on ne guérisse de « véritables phthisies pulmonaires, les unes définitivement, les autres « pour un temps souvent assez long, pendant lequel la santé a repris un « cours satisfaisant et capable d'en imposer pour une cure radicale. Nous « pouvons affirmer avoir ainsi ajourné des terminaisons , pallié des acci

« dents, et enrayé la marche de la phthisie... » Et ailleurs : « Les obser-
« vations de Bordeu, ce médecin si sage, ne permettaient guère de conser-
« ver des doutes sur la possibilité de la curation de la phthisie pulmonaire ;
« mais les faits rapportés par cet immortel praticien trouvaient encore
« des incrédules parmi les médecins de notre époque. On refusait de croire
« à l'existence de la phthisie chez les malades de Bordeu, et l'on pensait
« que le diagnostic n'avait pu avoir la précision qu'il a acquise depuis les
« travaux de Laennec. Mais de nos jours des praticiens très-éclairés, à coup
« sûr, sur le diagnostic local de la phthisie, ont constaté, de la manière la plus
« positive, la guérison de personnes atteintes de tubercules pulmonaires. »

Mais d'où vient, demandera-t-on peut-être, cette différence des résultats obtenus dans des pays voisins et à des époques différentes ? Pourquoi
alors, et non aujourd'hui ? Pourquoi là, et non ici ? Eh ! faut-il le dire ?
Demandez-le plutôt aux novateurs, aux chefs de sectes, qui, remplis de
dédain pour l'héritage du passé, se posent eux-mêmes en fondateurs de la
science, et se sont modestement attribué la mission de la tirer du néant.

Les étrangers, plus avisés, sans repousser les faits nouvellement ac-
quis, ont conservé avec soin le précieux legs des anciens. Ils se sont con-
tentés d'étendre, de compléter, de purifier peut-être les traditions anciennes ; aussi ont-ils encore une thérapeutique. Ils sont demeurés les
médecins de la vie ; et, ce qui pour eux couronne le traitement, c'est le
retour à la santé, et non l'investigation cadavérique, l'autopsie.

Quant à la médecine française, hélas ! j'entends celle de nos jours, et
sauf d'honorables exceptions sans doute, physiologiste plus ou moins
pure, solidiste, organicienne exclusive encore ou mitigée de fraîche date,
qui s'est fourvoyée pendant vingt ans, et commence seulement à revenir
aux traditions anciennes, à soupçonner qu'il peut y avoir du vrai dans
l'expérience accumulée des siècles, elle a les saignées coup sur coup, les
purgatifs coup sur coup ; que sais-je encore ? et la *statistique médicale ou
la méthode numérique*, c'est-à-dire le matérialisme le plus stérile, le fait
grossier, répudiant la lumière des principes, et s'imposant pour guide
dans la science de la vie !

Frappé de cet état de choses dans un pays intelligent, sans contredit,
mais où la promptitude de l'esprit est peut-être un obstacle au travail
plus lent de la raison, et où le goût de la nouveauté, avec un amour ex-
cessif de la réputation à tout prix, ont produit dans les esprits une mobi-
lité sans mesure, M. le docteur Perrot a senti le besoin de se dépayser,
en quelque sorte, et de faire, pour un moment, abstraction de ses connaissances actuelles, contemporaines, et, si l'on peut dire, uniquement
locales. Ne pouvant, d'ailleurs, passer condamnation sur l'opinion, pour
lui inadmissible, que la nature, dont la force médicatrice est si merveil-
leuse, serait, même aidée par l'art, au-dessous des besoins d'une maladie
si commune, il a fait une longue excursion parmi les anciens grands maîtres, il les a étudiés, médités, approfondis ; puis, libre de tout engouement
comme de toute prévention, il a pu comparer, dans le calme des passions,
les conceptions passagères de ce temps avec les grandes synthèses des gé-

nies laborieux qui ont jeté les bases de la science, et dont les travaux, assis sur le roc, sont destinés, quoi qu'on fasse, à résister au temps et à la frivolité des hommes.

Il n'est cependant point demeuré là ; mais , redescendant vers les continuateurs de ces grands maîtres, il a visité les écoles étrangères et s'est mis en rapport avec les plus habiles praticiens de diverses contrées. Il a voulu voir ce qu'il faut admettre de ces prodiges de traitement opérés hors de chez nous. Eh bien , il a vu, et, bon gré mal gré, il lui a fallu croire ce qui n'est pas douteux. « Oui, s'écrie-t-il quelquefois, oui, la « médecine a des ressources admirables contre la phthisie , aussi bien que « contre les autres maladies ; oui, elle arrête le développement des tuber- « cules, elle enraie, elle guérit, à tous les degrés, la maladie confirmée. »

Ces paroles, quoique peut-être empreintes d'enthousiasme, ne sont point exagérées. J'avoue que j'ai longtemps partagé à cet égard le scepticisme général ; mais le doute a ses limites : comment se refuser à l'évidence, dès qu'on n'a point intérêt à la rejeter quand même ? Je me suis laissé persuader par M. le docteur Perrot de suivre avec lui quelques-uns de ses malades. Il me les a fait soumettre à un examen minutieux. J'ai pu constater sur chacun le rétrécissement relatif de la cavité thoracique selon le pourtour bi-axillaire. Deux d'entre eux présentaient évidemment la matité et la respiration rude sous les clavicules , signes pathognomoniques, comme on sait, de la tuberculisation du parenchyme pulmonaire en cette région ; trois autres, le râle craquant ou caverneux aux mêmes endroits ; enfin un sixième, le souffle caverneux avec la pectoriloquie des deux côtés ; et tous, également, les signes fonctionnels qui annoncent la présence de tubercules à l'état de crudité où de ramollissement. J'ai revu les mêmes malades trois, quatre, six mois après, et je suis forcé de reconnaître qu'à l'exception de deux sur les six , dont l'un avait une vaste caverne sous chaque clavicule dès le commencement du traitement, et dont l'autre, par son indocilité, opposait à la médication des obstacles continuels, la maladie, chez tous, était ou bien guérie, ou visiblement enrayée. J'ai été témoin, depuis, deux ou trois fois encore, de résultats pareils obtenus dans des conditions au moins aussi défavorables.

Par quels moyens, cependant, M. le docteur Perrot prépare-t-il de tels succès ? Je me hâte de le dire, c'est d'une *méthode* qu'il se sert, et non point d'un spécifique. Je ne pense pas qu'il lui soit même jamais venu à l'esprit qu'il pût exister un remède unique contre une maladie si variée dans sa nature, ses caractères et ses besoins.

Sitôt que se fut fixée sa conviction sur la possibilité de la curation des phthisiques, il est entré dans la carrière, franchement décidé, selon le conseil du patriarche de la médecine allemande, à ne jamais perdre courage et à ne rien négliger, à n'épargner ni travail, ni peine, ni sacrifices, pour atteindre son but, la guérison des malheureux poitrinaires. Puis, il s'est livré en silence à une étude suivie de la nature et des variétés pathologiques du mal, des caractères propres à chacune de ces variétés, et des indications rigoureuses que ces derniers fournissent pour le choix des agents modificateurs ; et il a recueilli avec patience et sagacité ce qu'il a vu çà et là de plus efficace pour telle ou telle autre espèce dans le genre, dans telle ou telle phase, à telle époque , dans tel cas, chez tel sujet, etc., y ajoutant ce que son expérience personnelle , quelques vues heureuses et des travaux spéciaux lui ont démontré être incontestablement utile.

C'est sur la prudente combinaison d'une hygiène plus intelligente, plus attentive et plus complète, avec des moyens pharmaceutiques appropriés à la nature appréciable, *aux causes et à la condition génératrice du mal*, à son degré , à l'âge du sujet, à son tempérament, à ses habitudes pathologiques, à la saison , etc., que sont basés les succès que M. Perrot a obtenus; c'est, par un traitement opiniâtre, bien ordonné dans ses moyens, et ne s'attaquant pas seulement aux symptômes, à ce qui est extérieur, qu'il réussit à guérir dans les cas difficiles où le praticien léger, superficiel , appuyé sur un solidisme étroit, inhabile à s'élever aux principes morbifiques, et manquant aussi d'une connaissance suffisante des indications thérapeutiques et souvent des ressources de la matière médicale, n'essuie que des échecs qui font son désespoir et compromettent l'art aux yeux du public. Fort donc de ce qu'il a vu, appris et expérimenté, il s'est mis à l'œuvre. L'événement a récompensé ses efforts, et l'on ne peut nier qu'il ne guérisse des phthisiques. Sa méthode se trouve aujourd'hui sanctionnée par d'incontestables succès dont les titres sont en ses mains.

J'ai vu ces titres; j'ai dit comment l'occasion s'est présentée, pour moi, d'en prendre connaissance et de les vérifier. Mais le public aussi doit les connaître ; le médecin digne de ce nom ne tient point d'arcanes sous clefs et ne cache point la vérité sous le boisseau. Loin que M. le docteur Perrot veuille faire un secret de ce qui doit être utile à tous, il termine en ce moment, sur la phthisie, un Mémoire qu'il se propose de publier. Le corps médical sera, sous peu, mis en demeure de porter un jugement en connaissance de cause sur cette œuvre toute de conscience.

Possesseur d'une belle série de faits authentiques et récents, témoignant de cures inespérées obtenues par lui sous l'influence, non d'un spécifique, mais d'un *mode de traitement* qui lui est propre, il tient à populariser sa méthode ; il veut surtout la rendre accessible et profitable au plus grand nombre possible de poitrinaires, à tous ceux que la médecine commune abandonne à la mort, et auxquels il reste assez de vie pour être encore curables.

Septembre 1842.

SYMPTOMES DE LA PHTHISIE.

La phthisie pulmonaire, on vient de le dire, est, au rapport de tous les médecins, la plus commune et la plus dangereuse des maladies (1). Elle est aussi celle dont la gravité, dans le principe, est le plus fréquemment méconnue. Il importe donc de l'étudier, afin de la reconnaître et de la combattre, autant que possible, à son début; car, s'il est d'une évidence vulgaire qu'un traitement curatif quelconque est d'autant plus sûr dans ses résultats qu'il est plus tôt entrepris, on comprend que c'est dans les maladies où il y a dégénérescence et destruction progressive de l'organe affecté que cette vérité trouve surtout sa parfaite application. Il serait vraiment à désirer que, dans chaque famille, l'on fût instruit des caractères auxquels sont reconnaissables l'existence de cette terrible maladie, son imminence, et même la constitution qui y prédispose ou qui rend plus particulièrement apte à en être atteint. Nous avons entendu, souvent, émettre le vœu qu'il en fût ainsi ; et nous n'avons pu qu'applaudir à un souhait qu'inspirait à la prudence un louable sentiment d'humanité. Voulant, pour notre part, y satisfaire autant qu'il nous a paru possible de le réaliser, nous allons donner ici de ces caractères, ceux du moins qui sont saisissables aux personnes du monde aussi bien qu'aux médecins eux-mêmes. Il nous faudra, naturellement, passer sous silence les signes que fournissent, à l'homme de l'art, les deux modes d'exploration thoracique connus sous les noms d'*auscultation* et de *percussion*. On en comprendra les motifs.

On entend par *constitution phthisique*, par *prédisposition à la phthisie*, une disposition constitutionnelle, native ou acquise, qui fait que certaines personnes sont atteintes de cette maladie par l'influence de la cause, en apparence, la plus légère, tandis que chez telles autres on voit parfois, pendant un temps assez long, les poumons être le siége de troubles graves et variés, sans que ces derniers donnent lieu au développement de tubercules. Cette disposition, chez certains individus, peut être tellement prononcée, que leur vie organique tout entière soit comme un travail unique et continu, tendant à la production d'abord, puis au plein développement de la phthisie. Les observateurs sont d'accord sur ses principaux traits.

Les personnes qui, par leur constitution, sont primitivement exposées à la formation de tubercules ont eu, communément, une croissance rapide, et sont, en général, d'une stature élancée. Elles ont le cou long, les membres grêles, les pieds et les doigts des mains étroits et minces, ou bien ces derniers renflés à leurs extrémités, et y présentant cette sorte d'épaississement qui leur a fait donner le nom de doigts tuberculeux ou en massue.

Elles ont de plus les omoplates saillantes, la poitrine déprimée sous les clavicules, resserrée dans sa partie supérieure, ou inégalement conformée

(1) Autenrieth fils (Uebersicht ueber die Volks-Krankheiten, p. 97. Tubingue, 1823) élève à quatre-vingt-dix mille le nombre des individus qui, en Angleterre, périssent, chaque année, de la phthisie pulmonaire.

dans ses deux moitiés latérales. Leur complexion est délicate, leur peau fine et impressionnable ; elles offrent souvent une faiblesse remarquable des muscles, de ceux de la poitrine surtout, et, selon quelques pathologistes, un allongement plus ou moins marqué de la tête, la pâleur des gencives, l'excavation trop profonde du palais, l'arrangement irrégulier des dents et la maigreur relative des glandes mammaires (1). Elles sont sujettes à l'enchiffrenement, aux fluxions et à de fréquentes hémorrhagies nasales, principalement dans le bas âge et vers la puberté. Elles sont souvent incommodées par des bouffées de chaleur et ont les mains chaudes pendant les digestions. Leur visage aussi s'échauffe aisément et présente, alors ou habituellement, la coloration circonscrite des joues que les Allemands désignent sous le nom de *Roses de la phthisie*. Mais, ce qui chez ces personnes mérite avant tout d'attirer l'attention, c'est une *irritabilité particulière des poumons et de leur système artériel*, qui est cause qu'elles s'enrhument fréquemment, et que toutes les influences morbides auxquelles leur corps peut avoir été soumis retentissent aussitôt dans leur poitrine et portent leur action principalement et primitivement sur les organes qu'elle renferme. On convient que les sujets à constitution poitrinaire ont généralement la physionomie heureuse et spirituelle, les yeux beaux et le regard expressif et doux. Ils sont ou bien très-indolents et apathiques, ou, au contraire, passionnés et ardents dans leurs désirs; mais toujours d'un caractère mobile, irritable, et d'une humeur fort inégale.

L'orgasme sexuel est, chez eux, précoce, et le développement intellectuel presque toujours remarquable. L'on a dit, il y a longtemps, et avec raison, suivant nous, que c'est précisément la partie la plus généreuse de l'espèce humaine, celle dont l'aptitude, en tout genre, donne les plus belles espérances pour l'avenir, qui est prématurément enlevée par la consomption pulmonaire.

L'imminence de la phthisie, ou la formation de tubercules dans le parenchyme des poumons, ne se trahit d'abord par d'autres symptômes extérieurs que par une singulière disposition du sujet à s'enrhumer pour la moindre cause. Ces rhumes ont pour caractère d'être opiniâtres, de le devenir chaque fois davantage et de laisser, le plus souvent, après leur disparition, une petite toux sèche qui ne se remarque pas à la suite d'une simple bronchite. Les personnes qui en sont à cette période, ont la respiration déjà plus ou moins courte et gênée, quand elles montent un escalier, ou gravissent un lieu élevé quelconque, et après tout mouvement, même modéré. Le plus léger exercice les fatigue et les met hors d'haleine; elles ont des chaleurs fugaces et le sommeil peu ou point réparateur ; elles offrent la rougeur des joues déjà indiquée, la sécheresse brûlante des mains après les repas, une certaine accélération du pouls, et quelquefois une rougeur inaccoutumée de la langue. Il y a aussi, chez elles, de temps

(1) On voit cependant des poitrinaires qui n'ont pas présenté la moindre trace de la *constitution* phthisique, et dont le corps avait, au contraire, offert une structure tout opposée (Richter). La phthisie, dans ce cas, est dite accidentelle.

à autre, des points erratiquès dans la poitrine ou de légères douleurs sous le sternum, mais qui durent peu.

Ce qui caractérise le début de la phthisie, c'est encore la toux ; une toux qui est d'abord petite, sèche, vive, opiniâtre et quinteuse, non suivie d'expectoration ou ne produisant, après de pénibles efforts, qu'un peu de sérosité claire ou mousséuse, parfois striée de sang et soulageant le malade ; plus tard, humide, grasse, beaucoup moins fatigante, amenant des crachats variables en quantité, en consistance et en couleur, et offrant la particularité de redevenir encore sèche tous les soirs, de se déclarer à la suite du plus léger refroidissement, souvent sans cause appréciable, et de se dissiper quelquefois pour reparaître bientôt après. Il est à remarquer que les crachats sanguinolents, quand il y en a, s'accompagnent toujours d'un peu de fièvre. Le malade a des bâillements fréquents, sa voix devient rauque, et il éprouve encore souvent, dans la poitrine, des points douloureux et changeant de place ; ainsi, dans les parties latérales de cette cavité, dans le dos, sous les clavicules, ou, plus souvent, entre les épaules, quelquefois fixes en cet endroit. Il est pris, après chaque déploiement de ses forces physiques, de gêne de la respiration et d'agitation du pouls ; il a, en général, l'haleine un peu courte ; et, pour peu que les mouvements respiratoires se soient accélérés, sous l'influence d'une émotion morale, de l'action de parler, de chanter, ou d'une marche un peu vive, il éprouve aussitôt la sensation d'une pression particulière sous le sternum et le besoin de tousser. Tous ces phénomènes se dissipent quelquefois, dans les premiers temps ; la saison chaude est d'abord une époque de calme et de mieux être pour les poitrinaires. Mais la toux, avec l'appareil des accidents déjà décrits, ne tarde point à reparaître plus opiniâtre et plus tenace, jusqu'à ce que, finalement, elle persiste même durant les chaleurs de l'été. Cette période peut, à l'aide de soins bien entendus et d'un régime approprié, durer assez longtemps. Le plus souvent, une fièvre dont le caractère inflammatoire se reconnaît à la dureté du pouls et aux autres signes de la phlegmasie, la change bientôt en la suivante, qui forme le deuxième degré de la maladie, l'époque du ramollissement des tubercules ou de la phthisie confirmée.

Ici la fièvre lente et la colliquation viennent s'ajouter aux symptômes aggravés de la période précédente. La fièvre, toutefois, ne persiste pas encore ; elle a, au contraire, ses stades réguliers et marqués. Dans l'intervalle des accès, le pouls redevient lent et la peau naturelle ; la toux, surtout, est moins fatigante que pendant la durée du mouvement fébril, où elle est sèche et provoque, à la fin, des vomissements qui sont dès lors un des accidents les plus incommodes pour le malade. Celui-ci maigrit sensiblement et montre, presque toujours, une indifférence complète sur son état, ainsi qu'une singulière tendance à placer son mal partout ailleurs que dans les poumons. Il éprouve une dyspnée plus ou moins grande, qui se caractérise par sa coïncidence avec les paroxysmes de la fièvre, survenant le soir conséquemment. La toux peut exister avec ou sans crachats ; ordinairement, je le répète, elle est sèche le soir, et suivie d'expectoration le matin. Celle-ci, devenue plus grasse et plus facile, est opaque, jaune, verdâtre, grise, tachée de sang, mais le plus souvent muçoso-purulente, ramassée en globules, et parfois mêlée de matière tuberculeuse sous forme de stries ou de grumeaux blancs et friables, ce qui fait ordinairement dire que le malade crache ses poumons. Les hémorrhagies pulmonaires sont rares dans cette période; les crachats ne sont même que rarement mêlés de sang. Seulement ils offrent alors, au dire des malades, une saveur ressemblant assez à celle qui est propre à ce liquide. Après un temps plus ou moins long, pendant lequel la fièvre ne paraît qu'une fois dans les vingt-quatre heures, le plus souvent le soir, ses accès se rapprochent et se renouvellent deux fois le même jour. Les stades se prolongent aussi davantage ; les rémissions, au contraire, deviennent de plus en plus courtes et sont bientôt presque nulles. Les paroxysmes, enfin, se confondent tout à fait, et la fièvre ne cesse plus un instant : elle est devenue continue et s'accompagne, dès ce moment, de tous les symptômes de la colliquation. Alors surviennent des sueurs nocturnes, quelquefois générales ou s'étendant à tout le corps ; plus fréquemment bornées à ses parties supérieures, au front, au cou, à la poitrine, aux bras, et plus particulièrement sensibles sous les clavicules et à la région sternale. Des aphtes se forment dans la bouche et des engorgements de glandes dans les aisselles et les aines ; les chevilles des pieds se prennent d'un gonflement œdémateux, qui s'étend insensiblement aux jambes et finit quelquefois par envahir même le tronc. Les forces du malade déclinent rapidement, et la diarrhée alternant avec les sueurs colliquatives , achève de l'épuiser entièrement.

Les malheureux poitrinaires perdent alors le courage qui les a constamment soutenus jusqu'ici. Quelques-uns, en petit nombre, prévoient le sort qui les attend; la plupart continuent toutefois encore à se faire illusion et conservent de l'espoir jusqu'au dernier moment. Tout leur extérieur, à ce point, s'altère ou est déjà profondément altéré : les cheveux deviennent secs, perdent leur éclat et tombent par poignée; le visage se couvre d'une pâleur blafarde ; les conjonctives sont luisantes, colorées d'une légère teinte bleue; les yeux eux-mêmes s'enfoncent dans leurs orbites, mais conservent cependant une remarquable vivacité. Les tempes se dépriment, le nez s'effile et s'allonge, les joues se décharnent, se creusent et se rident; les lèvres se rétractent, ou, décolorées, baveuses et pendantes, elles ont peine à recouvrir les dents. Le cou paraît oblique et gêné, les espaces intercostanx s'enfoncent, tandis que les côtes, au contraire, deviennent plus saillantes sous une peau sèche, rude et terreuse. Le ventre s'aplatit et se retire, les articulations semblent plus épaisses ; enfin, les ongles des pieds et des mains se recourbent, deviennent crochus et prennent une forme qui n'a presque plus rien d'humain. L'amaigrissement général et la profonde décomposition des traits donnent au malheureux malade cet aspect squelettique qui caractérise, aux yeux du monde, la phthisie au dernier degré.

Tels sont les principaux symptômes distinctifs de la prédisposition à la phthisie, et de l'existence latente ou manifeste de cette effrayante maladie.

On ne les rencontre pas toujours tous, ni dans le même ordre, chez le même individu (1) ; il n'en est même aucun, sans excepter la toux et l'expectoration, qui lui soit tellement essentiel qu'il ne puisse manquer jusqu'à la fin. Ainsi, l'on voit des poitrinaires qui meurent sans avoir craché de sang, ou chez qui les hémoptisies ne se montrent que dans les derniers temps de la vie ; d'autres qui ont été oppressés bien avant l'apparition de leur maladie, ou qui, au contraire, n'éprouvent pas la moindre gêne dans la respiration, non pas même alors que leurs poumons sont le siége de la désorganisation la plus avancée. Il en est, enfin, qui ne toussent ni ne crachent, ou dont la toux reste constamment sèche, et chez qui les sueurs même et la diarrhée peuvent ne jamais s'observer.

Les symptômes les plus constants, une fois la phthisie bien déclarée, ce sont l'amaigrissement et la fièvre lente; celle-ci principalement. On a vu tous les autres signes de la consomption faire défaut en même temps, et la fièvre hectique seule être sa compagne fidèle. « Du moment où la phthisie « est confirmée, dit un des auteurs cités, la fièvre lente l'accompagne et « n'abandonne le malade qu'à la mort. Il est des cas où , sans qu'il y ait « ni toux, ni expectoration, ni autre dyspnée que celle qui est liée à l'ac- « célération du pouls, le développement des tubercules ou leur ramol- « lissement, s'ils existaient déjà, ne donne lieu qu'à une simple fièvre , « dont la cause reste longtemps cachée. » Il y a plus : « Il n'est pas rare « de rencontrer dans le monde des personnes qui n'offrent absolument « aucun signe de phthisie pulmonaire, et qui cependant finissent par en « éprouver tous les funestes effets. »

Il ressort de tout ce qui précède :

1º Qu'il n'est pas de rhume , si peu inquiétant qu'il paraisse à son début, qui ne puisse finalement dégénérer en consomption pulmonaire, et que des perturbations de la poitrine, en apparence plus insignifiantes encore que la toux , et fixant beaucoup moins l'attention , sont parfois les principaux phénomènes extérieurs d'une phthisie commençante ou confirmée ;

2º Que cette redoutable maladie, même au degré le plus avancé, quelquefois, est encore guérissable, mais qu'elle l'est d'autant plus souvent et plus sûrement qu'elle est combattue plus tôt ;

3º Que l'on serait, conséquemment, coupable d'abandonner un malade par cela qu'il serait reconnu poitrinaire , se bornant, par des remèdes inertes ou palliatifs, à calmer un peu ses souffrances , à l'entretenir dans une trompeuse sécurité, ou à le conduire, comme on dit, tout doucement à la mort ;

5º Enfin, qu'on ne saurait, non plus et surtout, sans une inconcevable incurie , négliger d'intervenir aussitôt qu'une altération quelconque des

---

(1) Ils peuvent varier dans leurs caractères, dans leur nombre et dans leur mode de succession, autant que les causes, l'étendue , la rapidité de développement et les complications de la dégénérescence tuberculeuse.

poumons et de leurs fonctions semblé prendre le caractère de la chro-
nicité.

Que ne m'a-t-il été permis d'employer des couleurs plus fortes, et
de donner ici la peinture vivante des ravages exercés par la phthisie sur
les malheureux qu'elle choisit pour victimes! Mais quelle famille n'a
point à regretter quelqu'un de ses membres enlevés par ce fléau? Qui
n'a vu, plus d'une fois, de ces infortunés, qui, après avoir offert, quelque
temps, l'apparence de la santé la plus florissante, tout à coup se flétrissent,
se dessèchent lentement, et fournissent l'effrayant tableau de la décomposition se faisant hors de la tombe sur un être vivant? Je n'ai point dû
essayer de peindre ce que tout le monde a sous les yeux, et qui perdrait
nécessairement à être exprimé par des mots. Il n'est pas de parole qui
puisse rendre, avec sa déchirante expression, le cri de détresse, par exem-
ple, de ce jeune phthisique, qui, essoufflé, haletant, et luttant contre la
mort qui l'oppresse, supplie tous ceux qui l'entourent *de lui donner seulement un peu de cet air dont ils ont une si grande abondance!*

Comment exprimer l'horrible état d'un homme qui, vigoureux encore
et peut-être tout plein de longs espoirs, se sent atteint d'un mal dont il connaît d'avance la terminaison fatale; *qui se voit face à face avec la mort;
qui se révolte contre elle et croit à l'impossibilité de la combattre?* Non,
tout cela ne se peut décrire, et la peinture la plus frappante pâlit et s'efface
devant de telles réalités!

Répétons plutôt, encore et toujours, qu'il n'est aucune affection de poitrine, pas même la plus légère, qui puisse être impunément privée de
soins intelligents et prompts. Disons, avec tous les grands maîtres, que la
plupart des phthisies commencent par un rhume qui n'a d'abord rien d'inquiétant, et qu'il serait impossible de compter tous les exemples de celles
qui ne sont, en principe, qu'une toux catarrhale négligée. Conjurons
surtout les parents, les mères, dont la sollicitude est, dans tout le reste,
si rarement en défaut, et tous les hommes mieux éclairés, de se péné-
trer davantage, et de plus en plus, de la gravité si rapidement mortelle
que revêtent, quand ils sont négligés (1) ou mal traités, ces rhumes et
en général tous les troubles des voies respiratoires, dont si peu d'entre
nous sont exempts.

(1) Je dis négligés, et par là j'entends non-seulement un manque absolu de secours,
chose toutefois si commune, mais encore la hâte, presque aussi funeste, qu'on a d'ha-
bitude dans les familles, qu'ont trop souvent quelques médecins eux-mêmes, d'abandonner aux efforts de la nature ces restes, si souvent tenaces, des maladies pulmonaires, aussitôt que les symptômes les plus alarmants se sont plus ou moins dissipés. Que
de fois ne voit-on pas de petites toux, des oppressions légères, reliquats dédaignés ou
inaperçus de bronchites capillaires, de fluxions de poitrine ou de pleurésies énergi-
quement combattues dans ce qu'elles avaient de plus pressant, devenir le point de
départ de cette maladie de poitrine bien autrement grave, contre laquelle on dit
ensuite n'avoir plus de remèdes.

PARIS. — IMPRIMERIE D'A. RENÉ ET Cᵉ, RUE DE SEINE, 32.